Dr Léon FERRON

DE L'UNIVERSITÉ DE PARIS

DE L'ŒDÈME AIGU DES PAUPIÈRES

chez les jeunes sujets

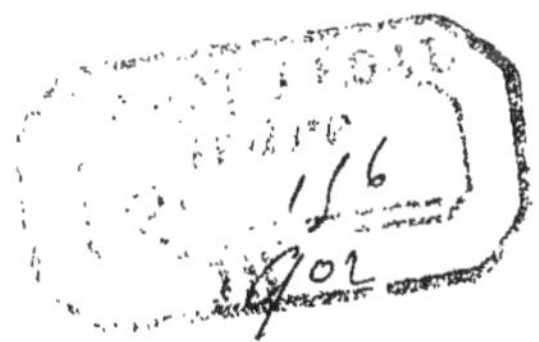

PARIS

Jules ROUSSET

36, RUE SERPENTE

1902

Dr Léon FERRON

DE L'UNIVERSITÉ DE PARIS

DE L'ŒDÈME AIGU DES PAUPIÈRES

chez les jeunes sujets

PARIS

Jules ROUSSET

36, RUE SERPENTE

1902

A LA MÉMOIRE DE MON PÈRE

A MA MÈRE

A MA TANTE JOSÉPHINE CHANCEREL

A MES FRÈRES

PRÉFACE

Nous devons l'idée de ce travail à notre cher
maître, M. le docteur Comby, médecin à l'hôpital des Enfants-Malades. Les deux observations
qu'il a bien voulu nous communiquer nous ont fait
faire des recherches sur l'ensemble des cas analogues
et nous avons remarqué que jusqu'alors, l'on s'était
contenté de publier des observations sans se pronon-
cer avec conviction sur la nature de cette affection.

Elle n'est pas grave en elle-même, le traitement
en est simple ou nul, c'est donc à l'étude pathogénique que nous nous attacherons principalement.

Nous croyons en effet que tous les malades, dont
les observations ont été publiées, étaient entachés de
la diathèse arthritique ; nous essaierons donc d'en
faire une des nombreuses manifestations de l'arthritisme.

Nous ne saurions commencer cette étude sans

remercier nos maîtres de l'école de Rennes et de la Faculté de médecine de Paris.

Pendant nos années d'étudiant, ils furent pour nous des guides sûrs et dévoués, nous tenons à leur adresser ici l'hommage de notre très vive reconnaissance.

Que notre cher maître, M. le docteur Comby qui a bien voulu nous guider dans nos recherches et nous a toujours gratifié de nombreux et excellents conseils veuille bien accepter l'expression de nos remerciements très sincères.

Nous ne saurions oublier M. le docteur Mauclaire, agrégé, chirurgien des hôpitaux, pour les conseils si pratiques qu'il nous a donnés et pour la bonté qu'il nous a toujours témoignée ; nous le prions de croire à tout notre dévouement.

Nous remercions aussi très vivement M. le docteur Sauvineau ainsi que son ancien interne, M. Lance, de leur grande amabilité. Grâce à eux nous pourrons publier plus loin une très intéressante observation qui vient s'ajouter à celles que nous avons pu nous procurer. Qu'ils reçoivent tous les deux l'expression de notre très vive reconnaissance.

M. le professeur de Lapersonne nous fait le plus grand honneur en daignant accepter la présidence de notre thèse, qu'il nous permette de lui en exprimer notre respectueuse gratitude.

INTRODUCTION

Avant d'entrer dans le plein du sujet, il nous faut indiquer comment nous comprenons l'étude de la question : nous en ferons d'abord l'historique, puis viendra l'exposé des symptômes cliniques, et, après avoir donné des indications sur le diagnostic différentiel, nous reproduirons les observations connues, en y ajoutant celles que nous avons pu nous procurer.

Nous rechercherons ensuite à quoi est dû l'œdème qui nous occupe, dirons quelques mots sur le pronostic et le traitement, et nous essaierons enfin de tirer des conclusions de notre travail.

CHAPITRE PREMIER

Historique

C'est le docteur Andrieux C., qui, le premier en France, a attiré l'attention sur l'œdème aigu des paupières en publiant en 1885 dans la *Gazette médicale de Picardie* une observation intitulée : « Un cas curieux d'œdème primitif ou essentiel des paupières et de la face ».

Cette observation est celle d'une jeune fille de dix-sept ans qui, depuis l'âge de cinq ans, est atteinte, chaque mois, pendant une période de temps variant entre deux et quatre jours mais ne dépassant jamais ce chiffre, d'œdème des deux paupières ne s'accompagnant jamais d'aucun trouble général ou local.

L'auteur n'a pu découvrir aucune eause à cet œdème et malheureusement ne fournit aucun renseignement sur les antécédents héréditaires et personnels de sa malade.

En 1888, Riehl, dans son travail sur l'œdème

aigu circonscrit de la peau, publie dans la *Wien. med. Press* deux observations que M. le docteur Galliard a résumées dans la *Revue* de Hayem (t. XXXIII, p. 173, 1889).

A la même époque, en Angleterre, le docteur Hadden rapporte plusieurs cas d'œdème aigu d'origine obscure et en particulier un cas d'œdème aigu des paupières ; nous le reproduisons plus loin.

Enfin, en France, la question est reprise le 30 novembre 1900 par M. le docteur Galliard qui lit devant la Société médicale des hôpitaux trois observations d'œdème aigu des paupières qu'il appelle « provisoirement, dit-il, œdème idiopathique aigu des paupières ». Ces trois observations provoquent quelques objections de la part de MM. les docteurs Barié et Du Castel qui tendent à considérer les cas cités par le docteur Galliard comme des cas d'érythème polymorphe avec éruption urticariante des paupières.

M. le docteur P. Gallois, en janvier 1901, publie dans le *Bulletin médical* deux observations d'œdème aigu. L'auteur se contente de publier ces faits sans en tirer de conclusions précises. Il les compare à ceux rapportés par le docteur Galliard et n'aborde que succinctement le côté pathogénique. « Pour le moment, dit-il, ce qui paraît le plus utile, c'est de recueillir des faits analogues et de les classer. On pourra ainsi dégager des types morbides distincts. L'interprétation pathogénique viendra plus tard. »

Le 6 mars 1901, le docteur Trousseau A., médecin de la Clinique des Quinze-Vingts, suit les judicieux conseils du docteur P. Gallois et rapporte dans la *Presse médicale* quelques observations qu'il a qualifiées « d'œdème arthritique ». M. le docteur Trousseau fait donc le premier pas vers la pathogénie de cette bizarre affection. Il a remarqué que tous les malades qu'il a observés ainsi que ceux de M. Galliard étaient entachés d'arthritisme.

C'est grâce à lui que nous reproduisons l'observation d'Andrieux et nous l'avons rapportée telle qu'il l'a donnée dans son article de la *Presse médicale* Les conclusions du docteur Trousseau sont précises, il termine en disant : « Je ne prétends pas que tous les œdèmes aigus, dits essentiels, des paupières appartiennent au groupe des œdèmes arthritiques, mais je suis persuadé que beaucoup de ceux-là pourront venir le rejoindre si l'attention des observateurs veut bien se fixer sur les faits que je viens d'exposer. »

M. le docteur de Spéville, dans le *Journal de médecine de Paris* du 11 août 1901 publie trois cas d'œdème aigu des paupières qu'il nomme « œdème inflammatoire aigu essentiel de la paupière supérieure chez l'enfant. » Avant de citer ses observations, il nous décrit la symptomatologie, esquisse ensuite le diagnostic différentiel ; mais reste muet, lui aussi, sur la pathogénie.

Voilà à quoi se borne l'historique de la question ; ne voulant pas nous occuper de la physiologie pathologique de l'œdème aigu des paupières, nous avons cru inutile de parler des travaux qui ont été faits à propos de l'œdème aigu circonscrit de la peau qui a été décrit par Quincke, considéré par Milton comme une urticaire géante et dénommé par Strubings œdème angioneurotique...

Cependant, en étudiant la thèse de Testelin sur « les œdèmes dans la diathèse arthritique », nous avons remarqué une observation se rapprochant de l'affection qui nous occupe ; nous avons cru utile de la reproduire.

Mais l'œdème aigu des paupières n'a été signalé en France pour la première fois qu'en 1885, c'est donc avec le nom d'Andrieux que doit commencer ce chapitre.

CHAPITRE II

Symptômes cliniques.

La symptomatologie de l'œdème aigu des paupières est simple et nous pouvons en quelques lignes la résumer ainsi : un enfant généralement, quelquefois un adulte, se couche le soir après avoir passé une bonne journée. Le lendemain matin il se réveille, et il est étonné de ne pouvoir ouvrir les yeux ou un œil. Il ne souffre pas mais n'y voit plus. Les paupières d'un seul côté, parfois des deux, sont bouffies, très gonflées ; la peau n'est pas rouge, ou très peu rouge, elle est lisse et ne démange pas. La tuméfaction est plutôt molle et presque toujours indolente.

Si l'on écarte les paupières, ce que l'on ne fait souvent qu'avec difficulté vu les proportions, considérables parfois, de la tuméfaction, on est très étonné de voir le globe oculaire intact ainsi que la conjonctive qui, quelquefois cependant, peut se trouver légèrement injectée, laissant s'écouler un peu de sérosité mais jamais de pus.

Cette bouffissure dure vingt-quatre à quarante-huit heures et disparaît comme elle est venue sans aucun trouble dans l'état général, sans fièvre, sans rien.

Voilà en peu de mots les symptômes cliniques de l'affection.

L'œdème aigu des paupières se rencontre généralement chez les enfants, plus rarement chez les adultes, on en cite cependant quelques cas ; et dans nos observations on voit deux malades, qui ont dépassé la cinquantaine ; mais c'est en somme une maladie de l'enfance.

C'est un œdème bénin, qui surprend par la soudaineté de son apparition ; mais qui surprend aussi par la rapidité avec laquelle il disparaît.

On constate, un matin, sur les paupières d'un enfant, un œdème incolore ou très peu rouge ; on demande aussitôt des urines pour en faire l'analyse, et on est très étonné de ne pas trouver trace d'albumine. On craint une ophtalmie purulente ou diphtérique, on palpe cette tuméfaction, elle n'est pas chaude, pas dure et généralement indolente. Quelquefois cependant une pression même légère peut faire jeter des cris ; mais il ne faut pas oublier que, le plus souvent, le malade est un enfant, et que la peur peut prendre une grande part dans la cause de ces cris. L'enfant n'a pas de fièvre, il n'a pas perdu l'appétit, son état général est en somme excellent

On examine toute la surface du corps sans trouver aucune trace d'œdème ni aucune éruption. Il est des cas cependant où l'œdème aigu des paupières peut être accompagné d'œdème circonscrit de la peau des joues, des lèvres, des membres, des organes génitaux. Ces phénomènes peuvent aussi précéder ou suivre son apparition.

En relevant les paupières, ce qui est souvent assez difficile, la tuméfaction étant énorme et les enfants n'étant pas toujours très dociles et craignant qu'on ne leur fasse mal, on est très étonné de voir le globe oculaire intact. L'œil se meut avec aisance, et dans toutes les directions. La conjonctive reste généralement saine, elle est quelquefois légèrement injectée, laissant s'écouler un peu de sérosité ; mais, comme nous l'avons dit, jamais de pus.

Cet œdème est habituellement unilatéral, on voit cependant parfois les deux côtés pris en même temps ; mais toujours la tuméfaction est plus considérable d'un côté que de l'autre. La paupière supérieure tout entière est envahie par l'œdème, l'inférieure l'est aussi mais dans de moins grandes proportions. Les limites de la tuméfaction sont généralement bien nettes, elles se bornent aux paupières, gagnent rarement la racine du nez et la face.

Les récidives ne sont pas rares et atteignent de préférence le côté qui a déjà été malade. Elles conservent toujours le caractère bénin de la première attaque.

L'œdème aigu des paupières se rencontre ordinairement dans les familles où l'on retrouve le rhumatisme, l'arthritisme, les névropathies, etc... Il atteint parfois des proportions considérables qui causent de vives inquiétudes ; mais celles-ci sont vite dissipées par la disparition complète de l'œdème qui ne dure généralement jamais plus de quarante-huit heures.

CHAPITRE III

Diagnostic différentiel.

Quoique l'évolution et la nature bénigne de l'œdème aigu des paupières soient le plus souvent suffisantes pour en faire le diagnostic, il nous semble bon de dire quelques mots du diagnostic différentiel ; nous allons donc passer en revue les principales affections avec lesquelles on pourrait le confondre.

Œdème malin. — L'œdème malin débute par l'une des paupières, le plus souvent la supérieure. Au premier jour il serait difficile de le différencier d'un œdème bénin, il est en effet incolore et indolent, mollasse sans noyau induré, cédant au doigt et s'accompagnant d'une légère démangeaison.

Mais dès le second jour, alors que l'œdème qui nous occupe serait disparu, l'œdème malin présente des signes caractéristiques : surface des paupières bosselées prenant une coloration jaunâtre ou légèrement violacée, de petites vésicules se montrent déjà sur la paupière par laquelle l'œdème a débuté. Ces phlyctènes sont remplies d'un liquide séreux ou sanguinolent. Dès lors se déroulent tous les symptômes généraux et locaux de la pustule maligne. A ce moment le diagnostic s'impose.

Sinusite aiguë. — L'œdème des paupières dans la sinusite aiguë est mou, parfois rouge foncé, plus ou moins considérable, prenant naissance sur le côté du nez et envahissant les paupières et la joue.

Mais cet œdème s'accompagne de suppuration nasale et de névralgie faciale qui sont d'un grand secours pour le diagnostic.

M. le docteur Marcel Lermoyez dans un article de la *Presse médicale* du 16 février 1898 dit que « le praticien doit admettre comme axiome que tout individu, qui souffre de la tête en même temps que son nez suppure, a une sinusite aiguë si ces phénomènes ont eu un début simultané et subit. »

Par conséquent si un œdème des paupières apparaît en même temps, il s'ajoutera pour l'établissement du diagnostic.

Erythème polymorphe. — L'érythème polymorphe se distingue de l'œdème aigu essentiel des paupières d'abord par son polymorphisme. S'il existe, en outre, des plaques érythémateuses aux paupières, on en trouvera d'autres ailleurs principalement sur le dos des mains et des pieds, sur le segment supérieur des membres, à la face, au cou. De plus cet érythème sera accompagné de troubles généraux, de douleurs articulaires qui le distingueront de l'œdème aigu qui nous occupe.

Erysipèle — Il serait quelquefois assez difficile de distinguer un œdème aigu des paupières d'un érysipèle, surtout d'un érysipèle à répétition. On voit en effet qu'au fur et à mesure qu'elles apparaissent, les manifestations érysipélateuses s'atténuent progressivement ; les dernières sont bien moins graves que les premières.

Malgré cela, cependant, on reconnaîtra l'érysipèle en ce qu'il débute le plus souvent par un frisson avec une période d'ascension très courte ; en quelques heures la température monte à quarante degrés ; on observe en même temps de la céphalalgie, des nausées, quelquefois des vomissements.

Dès le début, l'endolorissement et la tuméfaction du ganglion lymphatique de la région sous-maxillaire peut attirer l'attention du praticien et lui faire poser le diagnostic. Le nez ou l'oreille sont pris tout d'abord, plus tard l'érysipèle s'étend de proche en proche, il gagne les paupières, les joues et le front ; il provoque une cuisson constante plus ou moins intense et est douloureux à la pression. L'empâtement qui en

résulte est uniforme, il donne au doigt plutôt une sensation de dureté que de mollesse ; on y perçoit aussi
une chaleur âcre, ses contours sont à rebords saillants.

En général l'érysipèle des paupières est le résultat
de l'extension d'un érysipèle de la face ; on en a vu
cependant s'établir premièrement aux paupières, le
plus souvent autour d'une plaie qui a servi de porte
d'entrée au streptocoque. Les paupières sont alors
œdémateuses, chaudes, rouge sombre, luisantes.
Elles forment un double bourrelet qui cache complètement l'œil et la conjonctive. Une sécrétion séro-
purulente s'établit et s'accumule entre ces deux bourrelets palpébraux. Tous ces caractères sont accompa-
gnés des symptômes généraux de l'érysipèle. Le malade
a de la fièvre, il est abattu ; son état général est tou-
ché. Dans l'œdème aigu des paupières il y a de l'œ-
dème et c'est tout.

Diphtérie conjonctivale. — Un œil est d'abord
pris, puis le second est atteint. La conjonctive rougit
et la tuméfaction, d'une consistance ligneuse, envahit
rapidement les paupières. Un exsudat blanchâtre, avec
des mouchetures ecchymotiques, recouvre la conjonctive et y adhère très fortement, la conjonctive bulbaire se prend à son tour, une sécrétion séro-purulente abondante s'établit, la cornée s'ulcère, l'exsudat
s'élimine en emportant des lambeaux de la muqueuse,

qui bourgeonne ensuite et ne se cicatrise que très lentement.

Voilà les signes que l'on observera dans un cas d'ophtalmie purulente diphtérique grave ; le diagnostic en sera facile : la dureté ligneuse des paupières très gonflées, la sécrétion séro-purulente et les douleurs suffiront pour l'établir.

Mais à côté de ces formes graves où l'œil est le plus souvent perdu, se placent d'autres formes plus bénignes.

La première forme, la forme grave, s'observe principalement dans les diphtéries secondaires à la scarlatine ou à la rougeole ; la forme bénigne au contraire se voit plus souvent accompagnant une diphtérie pure ou des formes associées de l'angine moins infectieuses. Cette forme bénigne se manifeste elle aussi par une conjonctivite catarrhale intense ; mais la conjonctive palpébrale seule est prise le plus souvent, la conjonctive bulbaire étant épargnée. Les paupières sont encore très gonflées mais pas dures comme dans la forme grave ; et alors on remarque sur cette conjonctive palpébrale « une fausse membrane, souvent localisée à la région tarsienne, mais recouvrant quelquefois comme un moule la membrane palpébrale et celles des culs-de-sac » (1). Cette membrane blanchâtre est aussi adhérente ; mais on arrive cependant à la déta-

(1) Brun, Presse médicale, mars 1894.

cher ; on voit alors une muqueuse rouge, ou même saignante mais non infiltrée comme dans le premier cas (1).

Les fausses membranes, la conjonctivite intense avec sérosité abondante feront faire le diagnostic sans difficulté.

Conjonctivite purulente. — La conjonctivite purulente s'observe chez le nouveau-né et chez l'adulte au cours d'une blennorrhagie.

A première vue, lorsqu'on se trouve en présence d'un œdème aigu des paupières, on peut songer à une ophtalmie purulente ; mais, nous l'avons déjà dit, on est très étonné de voir, lorsqu'on retourne les paupières, une conjonctive et un globe oculaire sains.

Dans la conjonctivite purulente les paupières sont tuméfiées, la supérieure plus que l'inférieure La paupière supérieure recouvre en partie l'autre, elle est arrondie, bouffie, luisante et chaude. L'inférieure, qui est presque entièrement cachée, est le siège d'une irritation vive ainsi que la joue. Cette irritation est produite par un écoulement de sérosité d'abord, de pus ensuite.

A cette tuméfaction des paupières s'ajoutent des douleurs intenses qui font rejeter tout de suite l'idée d'œdème aigu des paupières. Si nous ajoutons à ces

(1) Traité de médecine, Bouchard et Brissaud.

signes une conjonctive boursouflée, rouge, saignante, baignée dans un liquide jaunâtre ou verdâtre, nous en aurons dit suffisamment pour caractériser la conjonctivite purulente et ne pas commettre d'erreur sur le diagnostic de cette affection.

Phlegmon des paupières. — Il est généralement facile à reconnaître et se montre le plus souvent à la suite d'un traumatisme quelconque, dans le cours de l'érysipèle, de la variole, ou pendant la convalescence d'une scarlatine ou d'une fièvre typhoïde.

La paupière supérieure est ordinairement la première prise, elle devient rouge, bouffie, douloureuse et peut atteindre la grosseur d'un œuf de pigeon. Au début on sent un noyau induré; c'est là que le pus se formera tout d'abord.

Les paupières sont accolées et difficiles à écarter, le globe oculaire reste intact, la conjonctive se congestionne et devient légèrement œdémateuse.

La suppuration s'établit alors et une fluctuation nette vient confirmer le diagnostic.

Urticaire. — L'urticaire se reconnaît assez facilement quand elle se présente sous ses formes banales, c'est-à-dire par plaques surélevées, rouges, à centre décoloré avec sensation de cuisson et de prurit, le tout apparaissant et disparaissant brusquement.

Mais il est des cas où le diagnostic nous semble très difficile, sinon impossible.

Si nous consultons les articles que M. le docteur Fournier a fait paraître dans la *Presse médicale* de 1888 sur « l'urticaire en général et ses variétés », nous voyons qu'il étudie une forme d'urticaire, appelée par lui « urticaire sans urticaire » c'est-à-dire se manifestant exclusivement par un œdème local sans efflorescence ni rougeur cutanée, œdème subit, tout au moins d'apparition très rapide, en quelques minutes par exemple. Sa durée varie entre quelques heures et une journée. Elle se termine par une délitescence non moins inopinée et rapide. Puis, comme elle est essentiellement sujette à récidiver, le même phénomène se reproduit à quelque temps de là, généralement sur la même région pour suivre la même évolution et disparaître de même à bref délai.

Cette « urticaire sans urticaire » ressemble beaucoup à de l'œdème aigu et l'on doit souvent confondre ces deux affections, sauf, lorsque dans la suite apparaît une poussée d'urticaire vraie, comme dans le cas que cite le docteur Fournier : « Un soldat se présente au médecin de sa compagnie se plaignant d'un certain malaise général, avec inappétence, mal de tête et œdème accentué des deux paupières supérieures. On soupçonne une albuminurie. Le lendemain matin, il apporte de son urine ; mais en même temps, on le trouve affecté d'un superbe spécimen d'urticaria conferta. Le surlendemain, œdème palpébral et urticaire avaient disparu ; le malade était guéri. »

Nous nous résumerons en disant que le diagnostic d'urticaire des paupières ou d'œdème aigu est presque impossible si « l'urticaire sans urticaire », ne s'accompagnant pas de troubles dans l'état général, ne se manifeste qu'aux paupières et si elle n'est pas suivie, dans un temps assez court, d'une poussée urticarienne généralisée qui viendra éclairer le diagnostic.

Affections rénales ou cardiaques. — En voyant un malade avec les paupières gonflées, on peut croire à une néphrite, on fait l'analyse des urines, on n'y trouve pas d'albumine, le diagnostic est immédiatement abandonné.

Quant à croire à une affection cardiaque, un examen attentif nous montrera d'autres œdèmes, aux jambes principalement, et l'auscultation, le plus souvent, enlèvera tous les doutes.

Il nous paraît inutile de nous étendre plus longuement sur le diagnostic différentiel ; nous avons vu les affections qui pourraient être cause d'une erreur, un examen sérieux et complet suffira dans presque tous les cas pour reconnaître l'œdème aigu des paupières parmi les autres affections telles que : piqûres d'insectes, chalazion, orgelet, herpès palpébral, furoncle, phlegmon de l'orbite, emphysème palpébral, etc.

Nous terminons donc là ce chapitre pour passer de suite aux observations.

Nous reproduisons toutes les observations qui ont été publiées, elles ne sont pas, du reste, très nombreuses, et nous pourrons ainsi, en les étudiant ensuite dans leur ensemble, voir si elles n'ont pas toutes un point commun, l'arthritisme

CHAPITRE VI

Observations

Docteur Hadden. *Lancet* de Londres, juin 1886.

Cas d'œdème d'origine obscure.

Le docteur Hadden cite le cas « d'un gentleman qui était affecté d'œdème des deux paupières du côté droit. Sa santé habituelle n'était pas très brillante. Son urine fut constamment examinée au point de vue de l'albumine et jamais on n'en trouva aucune trace.

Il fut examiné par le docteur Nettleship qui porta le diagnostic de périostite avec œdème. Mais ce diagnostic fut abandonné à cause de l'absence entière de douleur, de chaleur et de grossissement de la surface de l'os.

Il n'y avait aucun signe de dilatation normale des veines périphériques. En somme c'était un cas d'œdème passif dont les causes restent inconnues. Au bout de deux semaines le gonflement disparut à la satisfaction du gentleman qui était très inquiet d'être atteint d'une affection aussi extraordinaire.

Il raconta que ses paupières ont toujours été légèrement pleines et même encore maintenant elles sont un peu bouffies. »

Observation II

Extraite du travail de Riehl sur « l'œdème aigu circonscrit
de la peau » et résumée par le docteur M. L. Galliard dans la
Revue de Hayem, t. xxxiii, p. 173. 1889.

« Instituteur, âgé de cinquante et un ans, ayant eu une névralgie sus-orbitaire et du rhumatisme. Premier œdème des
paupières, à gauche, en 1874, à la suite de la mort de sa femme ;
plusieurs récidives ; en 1878 œdème des paupières, à droite,
et, à partir de ce moment, accès fréquents de l'un ou de l'autre
côté ou des deux côtés à la fois. Dans les dernières années,
mêmes manifestations au niveau des lèvres. En 1885 œdème
pharyngo-laryngé, avec menaces d'asphyxie. Les accès d'œdème
cutané surviennent tous les dix ou douze jours.

Les paupières ne sont ni épaisses, ni gonflées ; mais la peau
est distendue comme un sac vide et gêne beaucoup les fonc-
tions visuelles ; aussi l'auteur propose-t-il d'en exciser un lam-
beau.

Pas de phénomènes généraux, pas de malaise. Le malade,
traité par une foule de médecins, a pris sans succès des médi-
caments nombreux. »

Observation III

Tirée de la thèse Testelin sur les œdèmes dans la diathèse
arthritique.

« N... Marie, vingt-trois ans, journalière, entrée le 18 juillet,
salle Sainte-Adélaïde, n° 1.

Père rhumatisant.

Mère bien portante.

Bonne santé habituelle, il y a deux ans, première attaque de
rhumatisme articulaire aigu dans le pied droit et le poignet
gauche. Cet accès dure trois mois.

Il y a quelques jours apparaît un œdème blanc rénitent des paupières, cet œdème disparaît ; mais les membres inférieurs sont à leur tour le siège d'un œdème étendu qui subsiste encore aujourd'hui.

Les urines ne contiennent pas d'albumine.

Le cœur ne présente rien d'anormal.

25 juillet. Les paupières et la face sont de nouveau le siège d'un œdème assez considérable sans changement de coloration, sans rougeur, élastique. Nouvel examen des urines. Toujours pas d'albumine, un peu de purpurine.

Globules, 3.220,000 rouges, 6000 blancs.

28 juillet : œdème facial diminue.

2 août : L'œdème a complètement disparu.

Quelques douleurs dans les chevilles avec léger œdème périphérique. »

OBSERVATION IV

Docteur Galliard. Société médicale des hôpitaux.
Séance du 30 novembre 1900.

Œdème idiopathique aigu des paupières

« Une demoiselle, âgée de vingt ans environ, vint me trouver à ma consultation avec un gonflement unilatéral des paupières, dont l'apparition l'avait vivement inquiétée. Elle se croyait atteinte d'érysipèle. Je me souviens qu'il y avait, en effet, de la rougeur, mais pas assez pour faire errer le diagnostic. Je rassurai la malade, lui prescrivis le repos au lit pendant deux jours, et me rendis ensuite à son domicile pour lui donner l'autorisation de se lever et de reprendre ses occupations. Malheureusement je n'ai pu retrouver les notes que j'avais prises et qui me permettraient aujourd'hui d'habiller l'esquisse clinique. L'œdème a-t-il récidivé? Je n'ai pu le demander à la malade ni à son entourage. »

Observation V

(Docteur Galliard. Société médicale des hôpitaux,
séance du 30 novembre 1900).

Œdème idiopathique aigu des paupières.

« Est celle d'une fillette d'un de nos confrères parisiens les
plus connus Cette fillette, âgée actuellement de quatre ans et
demi, se trouvait en séjour à Roscoff au mois d'août 1898, lorsqu'un matin, sans cause connue, elle présenta l'œdème palpébral d'un seul côté. Très alarmés, les parents m'appelèrent ; je
les rassurai en affirmant qu'il s'agissait d'une affection bénigne. En effet vingt-quatre heures plus tard, l'œdème avait disparu.

Nous ne constations ni lésion cardiaque ou rénale, ni altéra-
tion de l'œil, pas même l'injection de la conjonctive, pas de
dermatose.

Six semaines plus tard, l'enfant étant revenue à la campagne près de Paris, on vit éclater un second accès, absolument
comparable au premier.

Depuis cette époque, c'est à dire depuis deux ans, les récidives ont été fréquentes ; on en a compté une dizaine, la dernière en août 1900. Elles ont toujours présenté les mêmes
caractères : après une nuit légèrement agitée, on constate,
le matin, l'énorme gonflement des paupières d'un seul côté,
soit à droite, soit à gauche. Les paupières forment deux masses
molles, arrondies, sphéroïdales, s'accolant l'une à l'autre comme
pourraient le faire deux mandarines. Il n'y a ni douleur, ni
rougeur, ni chaleur, ni prurit ; pas d'état fébrile. Pas de
catarrhe conjonctival, pas de suppuration. Jusqu'à ces derniers temps on ne découvrait même pas l'injection légère
des conjonctives, qui a fini par se manifester pendant les
crises.

A la fin de la journée l'œdème a déjà diminué ; au bout de

vingt-quatre à trente-six heures il a disparu sans laisser de traces.

Jamais il n'a été bilatéral. Jamais il n'a envahi d'autres régions. Jamais il ne s'est accompagné d'albuminurie. Jamais il ne s'est manifesté au cours de maladies telles que la grippe ou l'embarras gastro-intestinal.

D'ailleurs l'enfant est robuste et jouit d'une bonne santé. Elle n'a pas d'adénopathie apparente ; elle n'a jamais eu de maladie grave ; pas de rhumatisme, jamais d'urticaire.

Dans les antécédents familiers, il importe de noter du côté paternel un tempérament arthritique, et de fréquents accès d'asthme des foins. »

OBSERVATION VI

Docteur Galliard. Société médicale des hôpitaux,
séance du 30 novembre 1900).

Œdème idiopathique aigu des paupières.

Hydarthrose aiguë du genou droit, érythème papuleux des membres inférieurs, œdème aigu bilatéral des paupières, purpura, légère albuminurie, guérison.

« Fillette, âgée de trois ans et quatre mois, dont la mère est parfaitement bien portante, dont le père a des accès de congestion hépatique, nécessitant depuis plusieurs années la cure à Vichy. Elle-même souffre assez souvent d'embarras gastro-intestinal, jamais compliqué d'urticaire, son teint est habituellement pâle.

Pendant l'été 1900, elle a séjourné successivement à la campagne et au bord de la mer. A la fin d'octobre elle a contracté un gros rhume et bientôt on a remarqué chez elle le gonflement des deux amygdales.

Le premier novembre, à trois heures de l'après-midi, ayant

fait environ un kilomètre à pied, elle se plaint de souffrir du genou. On la met au lit et on m'appelle.

Je constate à six heures une hydarthrose du genou droit, avec endolorissement modéré, peu de chaleur. Les autres jointures sont indemnes. Pas de fièvre, 37°4. Pas d'état gastrique, pas de surcharge de la langue. Je cherche en vain la cause de cette mono-arthropathie soudaine : il n'y a pas eu de traumatisme, il n'y a pas de plaie ouverte ; il n'y a pas de vulvo-vaginite.

Je prescris dix gouttes de salicylate de méthyle à verser sur le genou, qu'on enveloppera de taffetas gommé, à l'intérieur vingt cinq centigrammes d'antipyrine et vingt-cinq centigrammes de salicylate de soude.

Le 2 novembre, la tuméfaction du genou droit a diminué. L'enfant souffre peu. L'enveloppement, après onction salicylée, sera renouvelé deux fois dans la journée.

Le 3 novembre, l'hydarthrose a disparu. Les mouvements de la jambe s'effectuent sans douleur. Les jointures sont indemnes partout. Pas de fièvre. Comme la langue est saburrale et que l'enfant perd l'appétit, je prescris une purgation pour le 4 novembre.

Le 5 novembre. L'état général est bon. Je prescris de continuer le salicylate de méthyle sur le genou droit qui d'ailleurs est indemne.

Le soir, on me rappelle pour me montrer un érythème papuleux des membres inférieurs survenus dans l'après-midi. Cet érythème prédomine au membre inférieur gauche ; il couvre la cuisse et le genou ; sur la jambe les papules sont confluentes et forment une plaque qui s'arrête brusquement à la hauteur des malléoles ; au dos du pied on voit une autre plaque séparée de celle-là par un manchon de peau saine.

Ce qui frappe, ce n'est pas seulement la rougeur vive, mais la tuméfaction de la jambe et du pied ; à droite, l'érythème existe au dos du pied et à la jambe ; il s'arrête au-dessous du genou, c'est-à-dire à la limite du pansement salicylé. Sous le

pansement, l'exanthème n'existe pas, la région est indemne.
On n'accusera donc pas le salicylate de méthyle d'avoir provoqué l'éruption ; il semble avoir protégé, au contraire, les téguments qu'il a imprégnés ; quelques macules au niveau des fesses.

L'enfant est agitée. T. R. 39°1. Je prescris un suppositoire de chlorhydrate de quinine.

Le 6 novembre, amélioration notable après une nuit fort calme. Pas de fièvre. La tuméfaction des membres a disparu ainsi que la teinte rouge des macules qui ont pris une coloration violacée. On continuera le salicylate de méthyle sur le genou droit.

Le 7 novembre, au réveil, l'enfant se plaint de ne pas voir clair. On constate que les paupières ne sont pas collées mais gonflées d'une façon surprenante.

Quand j'arrive, à une heure après-midi, l'enfant est méconnaissable. L'œil droit disparaît complètement sous deux bourrelets énormes qui s'accolent et qu'on écarte très difficilement. A gauche, la tuméfaction est moindre, l'œil n'est pas complètement caché. L'œdème s'étend au bas du front et à la racine du nez. Il est blanc et mou. La rougeur fait défaut.

Pas de catarrhe oculaire, pas d'injection des conjonctives, pas de phlyctènes. L'enfant éprouve de la gêne mais pas de douleur ; pas même de prurit. Pas de fièvre. Je recherche en vain d'autres œdèmes. Le cœur est sain, l'urine est limpide et l'analyse démontrera tout-à-l'heure qu'elle ne contient pas d'al bumine mais seulement une proportion exagérée de phosphates.

Je rassure la famille en affirmant qu'il s'agit là d'un œdème bénin d'origine rhumatismale. Je prescris un suppositoire de quinine de vingt-cinq centigrammes. Les onctions de salicylate de méthyle seront continuées non seulement sur le genou droit mais aussi sur le genou gauche et cela deux fois par jour.

Le 8 novembre, l'œdème s'est atténué ; l'œil droit commence

à s'ouvrir ; à gauche les paupières ont repris leur aspect normal.

Quelques taches de purpura au niveau des fesses et à la racine des cuisses.

Le 9 novembre l'œdème des paupières a disparu. Les macules purpuriques de la veille ont pris une teinte lie de vin. J'en découvre de nouvelles près de la vulve. Comme j'ai fait prévoir l'épistaxis, on me montre dans le mouchoir deux ou trois gouttes de sang. Je pratique mon auscultation quotidienne du cœur sans rien constater d'anormal.

Le 10 novembre encore quelques taches violacées, derniers vestiges du purpura. Les macules brunâtres des membres inférieurs consécutives à l'érythème sont à peine visibles. Je remplace le salicylate de soude par du sirop iodotannique.

Le 12 novembre, je fais supprimer les onctions de salicylate de méthyle. L'état général est excellent. L'urine ne contient plus de phosphate en excès mais j'y découvre un léger louche albumineux.

L'enfant sera maintenu au lit. Régime lacté. Eau d'Evian.

Le 15 novembre, l'urine de 24 heures (310 grammes) est remise à M. Carrion qui en pratique l'analyse. Voici les résultats obtenus par ce chimiste : Réaction acide. Densité 1023. Pas d'albumine, pas de sucre, un peu d'indican ; un peu de mucine. Pas d'urobiline. Pas de pigments biliaires.

Dosage des éléments normaux pour 1000 cmc :

	URINE EXAMINÉE	URINE NORMALE
	grammes	grammes
Substances dissoutes.........	54,96	40,00
Acidité (en $C^2 O^5$)............	1,28	1,20
Acide phosphorique en $C^2 O^5$..	2,79	2,00
Urée.....................	29,44	20,00
Azote total (en urée).........	33,64	24,00
Acide urique...............	0,16	0,40
Chlore (en NaCl)	7,72	6,00

Le 18 novembre, l'enfant est bien, je l'autorise à quitter le lit.

Le 29 novembre, l'enfant a pu sortir spontanément sans éprouver le moindre malaise.

La tuméfaction des amygdales s'est atténuée spontanément. »

Observation VII

Docteur P. Gallois. — *Bulletin médical*, 26 janvier 1901.

Œdème idiopathique aigu des paupières.

« La première observation a trait à un nourrisson qui, à la suite d'un voyage en chemin de fer, eut une poussée d'œdème aigu des paupières.

Le voyage s'était fait en été, par une chaleur étouffante et par une pluie d'orage. La famille entière, sept personnes en tout, se rendant aux bains de mer, était entassée dans le même compartiment de 1re classe. Pour ne pas suffoquer, on avait entr'ouvert une des fenêtres du wagon.

Le lendemain, l'enfant avait les deux paupières bouffies ; la conjonctive n'était pas rouge.

Le gonflement des paupières disparut au bout de deux ou trois jours sans autre accident. »

Observation VIII

Docteur P. Gallois, *Bulletin médical*. 26 janvier 1900.

Œdème idiopathique aigu des paupières.

« Il s'agit d'un homme de cinquante ans, employé de bureau dans une administration, que je viens de voir tout récemment (7 janvier 1901). Cet homme, de bonne santé habituelle, est de très petite taille, sans présenter de stigmates bien nets de dégénérescence ou d'hérédo-syphilis. Il n'est ni alcoolique ni syphilitique.

Depuis cinq ou six ans, il est pris à intervalles assez irréguliers, d'accès d'œdème des paupières qui se renouvellent à peu près cinq ou six fois par an. C'est toujours d'un seul côté que l'œdème se produit, tantôt à droite, tantôt à gauche.

L'accès débute par une démangeaison, soit à la paupière supérieure, soit à la paupière inférieure. A la suite, la paupière gonfle et atteint le volume d'une noix ; l'œil se trouve fermé. L'accès débute assez brusquement, mais sans heure fixe ; c'est tantôt le jour, tantôt la nuit. La durée est variable, un jour parfois, plus souvent trois ou quatre. Il se compose d'une série de poussées successives alternant avec une disparition presque complète de l'œdème. Le malade signale un fait très intéressant. Il se produit presque toujours un petit nodule plus induré et un peu douloureux à la pression ; ce « bouton » disparaît sans provoquer aucun suintement et sans laisser de traces. Je n'ai pu constater ce petit nodule, le malade étant venu me trouver à la fin de son accès.

Cette constatation concorderait peut-être avec la remarque faite par MM. Darié et du Castel qui rattache cet œdème à une forme d'urticaire.

Mais le malade signale, en outre, d'autres phénomènes concomitants qui ont peut-être leur importance au point de vue de la pathogénie. En même temps que ces accès se produisent il éprouve de la douleur de tête et surtout des scintillements qui rendent la vision impossible et qui l'empêchent de faire son travail de bureau. Au moment où le malade est venu me trouver il se plaignait, en outre, de rhumatisme musculaire, mais il pense que c'est là une simple coïncidence ; jamais ce phénomène ne s'était manifesté à l'occasion de ses autres accès d'œdème aigu des paupières. »

Observation IX

(Docteur Trousseau, *Presse médicale*, 6 mars 1901.)

Œdème arthritique des paupières.

« Il y a cinq ans, j'eus à soigner un jeune homme de seize ans issu d'un père goutteux, d'une mère rhumatisante qui avait eu à l'âge de douze ans une attaque franche de rhumatisme articulaire aigu, et, depuis divers érythèmes cutanés, de l'urticaire et de l'eczéma.

Il se présenta à moi avec un œdème considérable de la paupière supérieure droite, indolore et apyrétique, qui avait débuté brusquement la veille et disparut tout à fait en quarante-huit heures.

Trois jours après il était repris d'une crise de rhumatisme articulaire.

En trois ans, l'œdème palpébral reparut cinq fois, et trois fois fut suivi d'attaques rhumatismales. »

Observation X

(Docteur Trousseau, *Presse médicale*, 6 mars 1901.)

Œdème arthritique des paupières

« Un goutteux de quarante-deux ans est pris, après une série de chasses et de copieux diners bien arrosés de vins généreux, d'un œdème aigu des deux paupières dont il s'aperçoit à son réveil.

Ne pouvant ouvrir les yeux, il est terrifié et me fait appeler. Je le rassure, et, en effet, le lendemain les voiles palpébraux ont repris leur aspect normal.

Trois semaines après, l'œdème reparaît et dure cette fois

quatre jours ; il est suivi le jour même de sa disparition d'une crise caractéristique dans le grand orteil. »

Observation XI

(Docteur de Spéville, *Journal de médecine* de Paris,
11 août 1901).

*Œdème inflammatoire aigu essentiel de la paupière supérieure
chez l'enfant.*

« Albert B.., 7 ans, de bonne santé habituelle, a eu l'influenza il y a un mois environ, mais ne s'en ressent plus du tout. Il m'est conduit le 28 janvier 1898. La paupière supérieure droite qui, dès la veille avait commencé à enfler, est énorme, tendue, rouge. Il affirme ne pas souffrir, mais se plaint que je lui fais mal dès que je touche à sa paupière. La douleur se montre d'intensité égale, quel que soit le point du voile palpébral sur lequel on appuie. Avec l'aide d'un élévateur, j'arrive à voir le globe oculaire qui est normal et se meut sans difficulté et sans douleur dans toutes les directions. La paupière inférieure ne présente rien ne particulier. Il n'existe ni chémosis, ni sécrétion d'aucune sorte. Pas de fièvre, ganglions cervicaux normaux. L'enfant est gai et joue volontiers. Il n'a jamais eu d'éruption sur le corps. Cataplasme de fécule de pommes de terre cuites dans l'eau boriquée. Purgatif. Le lendemain l'œdème avait beaucoup diminué et le 31 la paupière avait repris son aspect normal. »

Observation XII

Docteur de Spéville, *Journal de médecine* de Paris,
11 août 1901).

*Œ lème inflammatoire aigu essentiel de la paupière
supérieure chez l'enfant.*

« Marie S..., 6 ans, m'est amenée de Corbeil, en novembre

.1898. La paupière supérieure gauche est très œdématiée, rouge et tendue.

L'enfant, très intelligente, raconte que sa paupière a enflé très vite, qu'elle est très ennuyée de ne pas pouvoir ouvrir l'œil et trouve très drôle de ne pas souffrir. Elle accuse de la douleur dès qu'on touche à un point quelconque de la paupière. La paupière inférieure et le globe oculaire sont normaux. Pas de sécré-tion conjonctivale, pas de chémosis ; rien du côté des ganglions du cou ; pas de fièvre. Elle n'a jamais eu d'éruption sur le corps. Bonne santé habituelle. Il y a deux ans conjonctivite catar-rhale double. Antécédents héréditaires nuls. Cataplasmes de fécule de pommes de terre loco dolenti. Purgatif. Quatre jours . après, guérison complète. »

Observation XIII

(Docteur de Spéville. Journal de médecine de Paris,
11 août 1901).

Œdème inflammatoire aigu essentiel de la paupière
supérieure chez l'enfant.

« Fernande C..., 7 ans, est conduite à ma clinique le 2 octo-bre 1899. La veille au réveil la paupière supérieure gauche était légèrement enflée et un peu rouge. Enflure et rougeur ont tellement augmenté qu'on me conduit l'enfant. Je constate un œdème très prononcé de la dite paupière avec rougeur, cha-leur, etc... L'enfant n'accuse aucune douleur spontanée ; mais on la provoque par le toucher sur toute l'étendue de la pau-pière.

Pas de gonflement des ganglions cervicaux. La paupière inférieure et le globe de l'œil ne présentent rien de particulier. Pas de fièvre.

L'enfant se porte habituellement bien, mais elle est chétive. Les dents sont noirâtres, échancrées. Le père et la mère sont bien portants. Le premier affirme n'avoir jamais eu la syphilis. Ils ont une autre fille âgée de huit ans, et qui se porte bien. Cataplasmes, purgatif. En quatre jours guérison. »

OBSERVATION XIV

(Docteur de Spéville. *Journal de Médecine* de Paris,
11 août 1901).

*Œdème inflammatoire aigu essentiel de la paupière
supérieure chez l'enfant.*

« Au mois de septembre dernier, je suis appelé à huit heures du soir par un de mes amis, pour sa fillette, âgée de quatre ans, qui était atteinte, m'écrivait-il, de conjonctivite diphtéritique. Je m'empressai de me rendre à son appel et je trouvai des parents affolés. Un ophtalmologiste, à très juste titre des plus réputés de Paris, avait vu l'enfant deux heures auparavant, et, rien qu'à l'aspect de la paupière avait porté le diagnostic de conjonctivite diphtéritique, et avait ordonné des lavages, remettant au lendemain l'examen de l'œil. J'examinai, à mon tour, l'enfant qui était somnolente mais sans fièvre, et je constatai un gonflement considérable de la paupière supérieure gauche, avec rougeur et chaleur. Interrogée à plusieurs reprises, la petite malade affirma ne pas souffrir, mais dès qu'on touchait à sa paupière, elle se plaignait qu'on lui fît mal.

J'arrivai avec beaucoup de peine à écarter les paupières et je pus me rendre compte qu'il n'existait aucune sécrétion, que l'œil lui-même ne présentait pas de traces d'irritation et que la conjonctive offrait son aspect normal. La paupière inférieure était légèrement gonflée, mais sans changement de coloration. Les ganglions cervicaux étaient normaux. Me rappelant les cas que j'avais vus précédemment et que j'ai rapportés plus haut, je penchai pour un processus inflammatoire localisé à la paupière supérieure sans être toutefois trop affirmatif, n'osant me mettre en contradiction avec le Maître, qui avait vu l'enfant avant moi. Je prescrivis des applications de cataplasmes toute la nuit et je promis de revoir la petite malade le lendemain matin dès la première heure.

Le lendemain, l'état de la paupière était le même, l'enfant, toujours somnolente et sans fièvre. Pas de douleurs spontanées, douleur à la pression. Je proposai aux parents de donner quelques bouffées de chloroforme à la malade afin de pouvoir faire un examen aussi complet que possible. Ils acquiescèrent à ma demande et l'enfant fut endormie.

La paupière supérieure retournée montra une conjonctive absolument saine. Tout l'appareil oculaire, sauf la région externe de la paupière supérieure, présentait un aspect normal. Il s'agissait donc bien d'un œdème inflammatoire de la paupière supérieure. Il restait à en trouver la cause. Sauf quelques légères poussées d'urticaire de temps à autre et un peu de constipation habituelle, cette enfant n'a jamais été malade et est très robuste. Le père est atteint de bronchite chronique, la mère et ses deux autres enfants jouissent d'une santé excellente.

La veille on avait remarqué une légère enflure de la paupière qui n'avait fait qu'augmenter. Les cataplasmes et trois cuillerées à café de levure sèche de bière par jour furent prescrits. Deux jours après, tout était rentré dans l'ordre. »

OBSERVATION XV

Cette observation nous a été très obligeamment fournie
par M. le docteur Sauvineau,

« D... Édouard, vingt-quatre ans, employé dans les bureaux de la Compagnie de l'Ouest.

Vient le 23 mars 1899 à la consultation d'ophtalmologie de l'hôpital Lariboisière. Il se plaint d'une violente douleur préorbitaire droite qui aurait débuté dans le cours de la nuit précédente, et de vision trouble de l'œil du même côté.

On constate un point sus-orbitaire extrèmement douloureux à la pression, le maximum de la douleur siège au niveau du sourcil supérieur en dehors du point d'émergence du frontal externe, au niveau peut-être des filets palpébraux du lacrymal. Cette douleur est tellement violente que le malade appréhende le moindre contact.

Du même côté on constate un léger degré de ptosis ; aussi, pour examiner l'œil dans la chambre noire, fait-on relever la paupière par un aide. Ce seul contact suffit à provoquer chez lui une angoisse avec sensation du défaillance immédiate qui oblige à cesser l'examen.

Le 24 et le 25 mars la douleur persiste, plus violente pendant la nuit, et empêche le sommeil.

Dans la nuit du 25 au 26 mars, là paupièi e droite du malade enfle considérablement et à son réveil il constate qu'il a l'œil droit complètement bouché. C'est ce qui l'amène pour la seconde fois le 27 mars à la consultation.

L'interrogatoire du malade ne révèle rien de particulier dans ses antécédents héréditaires. Ses grands-parents, son père sont bien portants, sa mère seule serait nerveuse, mais n'aurait jamais présenté de crises de nerfs.

Quant au malade, il a toujours été d'une santé très délicate, toujours souffrant, très nerveux, très impressionnable, pleurant ou riant pour un rien.

A l'âge de 12 ans il a présenté uue attaque de rhumatisme articulaire généralisé qui l'a tenu trois mois au lit. Il n'aurait eu aucun phénomène du côté du cœur, et depuis n'a jamais eu de nouvelles attaques.

A vingt ans il part pour accomplir trois ans de service militaire au 25e de ligne, pendant ce temps il présente trois attaques de nerfs, survenues toutes trois dans la nuit, à la suite de contrariétés. Il perd connaissance, se débat en tout sens pendant dix à vingt minutes ; on n'a pas constaté de morsure à la langue. Le major l'aurait présenté à la réforme sans résultat.

Ce sont les seules attaques, chutes, pertes de connaissance

que l'on relève dans ses antécédents. Il n'aurait pas eu de mictions nocturnes involontaires jusqu'à un âge avancé.

Il présenterait souvent, surtout la nuit, des accès d'une petite toux sèche fatigante avec sensation d'angoisse. Il arriverait souvent au malade de perdre pendant quelque temps la mémoire et d'oublier entièrement ce qu'il vient de faire l'instant d'avant. Il accuse encore de fréquentes douleurs de tête très variables comme siège, comme intensité, comme durée, et revenant sans aucune périodicité.

Actuellement on constate de l'œdème des deux paupières droites, œdème très notable, plus marqué à la partie externe qu'à la partie interne, et là, dépassant en dehors et en haut la limite des paupières pour s'étendre sur plusieurs centimètres du pourtour orbitaire.

C'est un œdème mou au niveau des paupières, dur en dehors d'elles, la pression du doigt qu'on ne peut pratiquer que très légère à cause de l'hyperesthésie extrême de la région, n'y semble pas déterminer la formation d'une cupule. Il est blanc, légèrement rosé, sans changement apparent de température.

L'occlusion palpébrale est complète, mais c'est un ptosis purement mécanique sans paralysie ou contracture. Toute la musculature externe de l'œil semble intacte pour les mouvements réflexes.

Toute la conjonctive du côté droit est congestionnée, rouge, et il existe un écoulement continuel de larmes sur la joue.

Au jour les pupilles réagissent à l'accommodation et à la lumière mais la pupille gauche est toujours un peu plus grande que la pupille droite.

Dans l'obscurité les deux pupilles se dilatent, mais l'inégalité persiste.

De plus, si on projette un faisceau lumineux sur les yeux, les pupilles se contractent, mais cette contraction disparaît immédiatement, par suite de leur relâchement très rapide.

La douleur spontanée profonde à caractères de névralgies subsiste toujours au même point, de plus toute la région œdématiée présente une hyperesthésie considérable au moindre contact; si bien qu'on ne peut arriver à examiner complètement le fond de l'œil du malade ; on constate seulement que l'œil droit possède une acuité visuelle très bonne.

L'examen de la bouche montre la présence d'une carie superficielle de la 2ᵉ grosse molaire supérieure droite ; mais elle n'est pas douloureuse, ne présente pas de périostite, d'abcès ; le malade ne souffre pas et n'a d'ailleurs jamais souffert des dents.

L'examen des fosses nasales pratiqué par le docteur Lombard, révèle seulement la présence d'un peu de pus dans le méat moyen du côté droit.

L'éclairage des sinus ne révèle au docteur Lombard aucune différence notable entre les deux côtés. Ni le sinus frontal, ni le sinus maxillaire ne sont atteints.

28 mars. — Le malade entre dans le service, salle Daviel. Les douleurs périorbitaires persistent avec la même intensité, l'œdème présente le même aspect, si ce n'est qu'il s'est étendu vers la partie interne des paupières et a gagné la racine du nez sur laquelle il est blanc et dur.

La température du malade est de 37° le matin et de 37°,2 le soir (température rectale).

L'examen des urines montre bien par la chaleur la formation d'un léger nuage qui ne disparaît pas par l'addition d'une goutte d'acide ; mais le malade présente un léger écoulement uréthral.

Pas de sucre.

Examen du système nerveux. La motilité est intacte pour les membres comme pour la musculature externe de l'œil.

Les réflexes tendineux sont normaux, le réflexe rotulien est exagéré à droite, pas de trépidation épileptoïde, on note de l'anesthésie pharyngée nette, une exagération de la sensibilité testiculaire.

Pour la conjonctive on note les troubles suivants de la sensibilité : *à droite*, elle est normale pour la conjonctive palpébrale et diminuée pour la conjonctive bulbaire.

A gauche, diminuée pour la conjonctive palpébrale, a complètement disparu pour la conjonctive bulbaire.

L'examen de la sensibilité cutanée à la température, au toucher, à la douleur, révèle la présence de zones très irrégulières d'hyperesthésie, d'anesthésie et d'hypoesthésie.

Outre ces plaques disséminées, on trouve un certain nombre de zones hystérogènes dont quelques-unes absolument typiques : au vertex, à la partie dorsale du rachis, au sein, au testicule gauche.

C'est la présence d'une zône hystérogène hyperesthésique au niveau de l'œdème palpébral et périorbitaire droit qui a amené ces accès immédiats d'angoisse avec défaillance chaque fois qu'on a voulu procéder à l'examen du malade.

Pas de troubles vaso-moteurs, de dermographisme, etc.

29 mars. — Amélioration notable de l'œdème, le malade écarte ses paupières.

Il présente encore par crises passagères, fréquentes surtout la nuit, de violentes névralgies.

Persistance de l'hyperesthésie.

L'examen ophtalmoscopique, possible enfin, montre le fond de l'œil absolument normal des deux côtés. L'examen campimétrique montre, pour un objet blanc, un rétrécissement du champ visuel de l'œil droit, surtout marqué en haut et en bas et dû sans doute à la diminution de la fente palpébrale. Pour les autres couleurs, l'examen campimétrique ne révèle rien de particulier.

30 mars. — L'œdème a complètement disparu. On constate seulement un peu de rougeur autour de l'orbite : persistance de l'hyperesthésie et des douleurs névralgiques dont les crises sont moins fréquentes.

Le malade est soumis à un régime hydrothérapique, au bromure de potassium et au valérianate de zinc. Les jours suivants, les douleurs névralgiques disparaissent presque complètement, on n'en observe plus que des crises espacées, siégeant toujours à droite et quelques crises siégeant de l'autre côté dans une zone absolument symétrique.

Au moment de sa sortie de l'hôpital, le 9 avril, le malade ne présente plus rien au niveau de ses paupières droites, un peu d'hyperesthésie surtout marquée au chaud. Mais à gauche, dans une zone symétrique, il présente maintenant une plaque hyperesthésique qui n'existait pas au début, comme les névralgies du même côté.

Le 13 avril. — Le malade vient de nouveau à la consultation. Il se plaint de douleurs névralgiques intenses, siégeant à la partie supéro-externe de la région périorbitaire du côté gauche, dans un point absolument symétrique à celui du côté droit.

14 avril. — Le malade présente un œdème énorme des paupières gauches. Occlusion palpébrale complète. Œdème blanc mou.

A ce niveau, existe une hyperesthésie intense et bien plus forte maintenant que celle qui subsiste dans la zone symétrique du côté droit.

Le lendemain, l'œdème s'est étendu des paupières à toute la région périorbitaire au niveau de laquelle il est très dur. La conjonctive est très injectée, il y a de l'épiphora, on note de la limitation très nette des mouvements volontaires des deux yeux dans tous les sens, apparente surtout dans le méridien horizontal.

Au niveau de toute la région œdématiée, le moindre contact provoque chez le malade une angoisse avec défaillance et sensation de boule montant à la gorge, révélant ainsi la présence d'une zone hystérogène n'existant pas auparavant.

17 avril. — Deux jours après, l'œdème a disparu presque entièrement, et les mouvements des yeux ont reparu.

27 avril. — Le malade se présente à la consultation avec un œdème siégeant à la partie médiane du front et à la racine du nez. Il est rouge et dur.

Le malade se plaint de douleurs paroxystiques intenses dans

toute la région et à ce niveau on constate la présence d'une zone hystérogène avec hyperesthésie. Du côté des paupières et des yeux le malade ne présente plus aucun phénomène.

Le lendemain l'œdème s'est étendu à tout le nez et à la partie supérieure des joues; il est toujours dur et rouge. Le malade rappelle, à ce moment, l'aspect d'un érysipèle de la face.

Depuis le malade ne s'est plus présenté à la consultation. »

OBSERVATIONS XVI et XVII

(Ces observations nous ont été très obligeamment fournies par
notre cher maître, M. le docteur Comby).

« Le 18 octobre 1901, un garçon de 11 ans et demi, grand, fort, bien portant, après avoir joué la veille au Bois de Boulogne, se réveille avec un gonflement très marqué des deux paupières droites. Le gonflement prédomine d'ailleurs sur la paupière supérieure qui forme comme une vessie au devant du globe de l'œil. Aucune douleur spontanée, pas de démangeaison. En soulevant les paupières avec douceur, ce mouvement étant plutôt appréhendé que réellement douloureux, on constate que le globe de l'œil est sain et que la conjonctive n'est pas enflammée ni rouge.

L'examen attentif de tout le corps ne révèle aucune trace d'urticaire. Impossible d'accuser l'alimentation : la veille de sa fluxion palpébrale, qui était un jeudi, l'enfant a mangé du gigot avec des haricots, pas de poisson, de crustacés ni de conserves. Le jour de la fluxion par contre, qui est un vendredi, il mange de bon appétit du poisson, une timbale de soles, des moules, etc Il n'a pas d'urticaire et son œdème palpébral persiste sans aggravation.

Pas de fièvre, langue nette, selles normales. Les urines sont claires et ne contiennent pas d'albumine.

Le 19 octobre, vingt-quatre heures après le début, sans

qu'on ait fait le moindre traitement, l'œdème a diminué de moitié.

Le 20 octobre, quarante-huit heures après, il a complètement disparu.

C'est la première fois que l'enfant présente l'œdème aigu des paupières.

En fait de maladie il a. eu la rougeole, la variole, la coqueluche, il y a longtemps déjà, sans compter plusieurs atteintes de grippe.

Il n'est pas sujet à l'urticaire, et jusqu'à présent il n'a jamais présenté de manifestations arthritiques. Mais ses parents et grands-parents sont entachés de cette diathèse et il a un frère asthmatique.

Ce frère, qui vient d'avoir huit ans, a présenté quinze jours après l'œdème aigu de son aîné, un accident semblable comme nature quoique moindre comme intensité.

Un matin je note chez lui un gonflement limité à la paupière inférieure gauche : il y a là comme une sorte de noisette blanche et dure, indolore, non inflammatoire.

Je pense à un compère-loriot, et je retourne la paupière, il n'y a rien en dedans ; le gonflement est homogène. Pas trace de conjonctivite.

En 24 heures l'œdème a disparu. Examen des urines négatif. Pas de cause alimentaire à invoquer. Je me hâte de dire que l'enfant est nerveux, un peu dermographique (poussées d'urticaire sous l'influence des grattages), et enfin qu'il a des accès d'asthme à intervalles plus ou moins éloignés. Arthritique non douteux par conséquent. »

CHAPITRE V

Pathogénie.

Nous ne voulons par faire ici la physiologie pathologique de l'œdème aigu des paupières, nous nous sommes simplement donné comme but de montrer que cet œdème peut se ranger parmi les nombreuses manifestations de l'arthritisme.

Nous remarquons en effet des antécédents arthritiques dans presque toutes les observations que nous avons citées :

L'observation III est celle d une rhumatisante dont le père était rhumatisant aussi ;

L'observation V est celle d'une fillette dont le père a de fréquents accès d'asthme des foins ;

Le père de la fillette de l'observation VI est souvent sujet à des accès de congestion hépatique qui nécessitent depuis plusieurs années la cure à Vichy.

Le malade du docteur Gallois n'a pas d'antécédents arthritiques familiers ; mais il a de fréquentes migraines et se plaint de rhumatisme articulaire. L'arthritisme est encore évident chez ce malade.

Dans toutes les observations du docteur Trousseau on note l'arthritisme.

Celles du docteur de Spéville ne sont pas très précises au point de vue antécédents ; cependant dans sa dernière observation, la petite malade a d'assez fréquentes poussées d'urticaire.

Nous arrivons à l'observation que le docteur Sauvineau a eu l'amabilité de nous procurer : certes le malade est bien un hystérique, l'œdème des paupières a toutes les allures d'un œdème hystérique, c'est bien un œdème hystérique ; mais là encore à l'hystérie se joint le rhumatisme articulaire. Potain, en 1897, a dit dans une clinique sur les œdèmes nerveux et arthritiques : « Les œdèmes d'origine nerveuse peuvent survenir dans des cas multiples. Mais dans les états nerveux où ils apparaissent ils ne sont pas un phénomène habituel ; ils ne surviennent que chez quelques sujets. » Et il cite le cas d'une femme « qui au moment de ses règles présentait une bouffissure considérable de la face ; c'était une nerveuse et une arthritique ».

« J'insiste, dit-il, sur ce dernier point. L'arthritisme est en effet une cause prédisposante de ces œdèmes importante à noter. La plupart des sujets qui présentent des œdèmes nerveux sont des arthri-

tiques, des rhumatisants; souvent ce sont des héréditaires de goutteux. »

Enfin, les observations que le docteur Comby a
bien voulu nous donner sont celles de deux malades
dont les parents sont franchement arthritiques.

Nous reconnaissons donc l'arthritisme dans tous
les cas que nous avons étudiés et nous pouvons,
croyons-nous, poser les conclusions qui suivent.

CHAPITRE VI

Pronostic et traitement

D'après ce que nous avons vu de l'affection que nous venons d'étudier, le pronostic sera favorable. Un des caractères de cet œdème, en effet, et celui qui n'a pas le moins d'importance au point de vue du pronostic, est de disparaître brusquement sans laisser aucune trace de son passage.

D'un autre côté, il récidive fréquemment ; mais, nous le savons, ces récidives conservent, elles aussi, un caractère tout à fait bénin.

Quant au traitement, il est très simple.

Après avoir examiné complètement le malade, pris sa température, analysé ses urines, s'être assuré de l'état parfait du globe oculaire et de la conjonctive, s'il n'y a rien de particulier, le seul conseil à donner est le repos au lit ou tout au moins de garder la chambre pendant toute la durée de l'œdème. On peut prescrire à la rigueur quelques compresses boriquées loco dolenti, un purgatif et la diète lactée ; mais le plus souvent l'œdème est si vite disparu qu'on a à peine le temps d'instituer un traitement

CHAPITRE VII

Conclusions

I. L'œdème aigu des paupières est une affection se manifestant par une tuméfaction, plus ou moins volumineuse, siégeant sur les paupières d'un même côté, quelquefois des deux côtés, la paupière supérieure étant ordinairement la plus grosse. Œdème mou, incolore, indolent, non prurigineux, ne s'accompagnant d'aucun trouble dans l'état général du sujet, apparaissant sans prodromes, disparaissant de même sans laisser aucune trace de son passage.

Le globe oculaire reste toujours intact ainsi que la conjonctive, qui, parfois, peut se montrer légèrement injectée, laissant s'écouler un peu de sérosité mais jamais de pus.

II. C'est un œdème bénin, de durée très courte, vingt-quatre à quarante-huit heures, qui récidive fréquemment ; mais dont les récidives conservent toujours le même caractère de bénignité.

Ces récidives se présentent généralement du côté

qui a déjà été atteint la première fois, pouvant toutefois se manifester sur le côté opposé.

III. L'œdème aigu des paupières se rencontre ordinairement chez les enfants, on peut cependant le
remarquer chez les adultes.

IV. L'œdème aigu des paupières est une affection
généralement facile à reconnaître, cependant on n'en
devra poser le diagnostic qu'après avoir examiné
complètement le malade, pris sa température, analysé
ses urines et s'être assuré de l'état parfait du globe
oculaire et de la conjonctive.

V. L'œdème aigu des paupières n'est pas aussi
rare que l'on serait porté à le croire et nous sommes
persuadés que, si l'attention des praticiens se fixe sur
cette affection, le nombre des observations augmen-
tera sans cesse.

VI. L'œdème aigu des paupières se rencontre le
plus souvent chez les névropathes, les rhumatisants
ou les goutteux et peut se ranger parmi les manifestations nombreuses de la diathèse arthritique.

BIBLIOGRAPHIE

Andrieux. — Cas curieux d'œdème primitif ou essentiel des paupières et d'une partie de la face. Gazette médicale de Picardie. Amiens, 1885, iii, 71.

Argueyrole L. — Œdème et anasarque de nature rhumatismale. Th., Paris, 1887-88.

Artus A. — Œdème d'origine nerveuse. Th., Paris, 1884.

Beaudonnet. — Contribution à l'étude des manifestations oculaires de l'érythème polymorphe. Paris, 1894.

Bengué. — Œdèmes rhumatismaux. Th., Paris, 1890-91.

Boelt. — Œdème ambulant non inflammatoire du voile du palais, du pharynx, de la glotte, des lèvres, des mains et des pieds. Rec. de mém. de méd. militaire. Paris, 1871. 3 s. xxxvi, 43-49.

Bouchard et Brissaud. — Traité de médecine.

Brocq. — Annales de dermatologie, 1893.

Cachera C. — Contribution à l'étude de l'érysipèle à répétition. Paris, 1871.

Colleville G. — Anasarque sans albuminurie. 1884-85.

Collins. — The American journal of medical sciences. 1893.

Courtois-Suffit. — Annales de dermatologie et de syphiligraphie. 10, 1889.

Cupillard. — Œdèmes en pathologie générale. 1890-91.

Crichton A. — Case of œdema fugax. Med. and phys. Journal London, 1801, vi, 26-29.

David C.-L. — Œdème bleu hystérique. Th. 1898-99.

Deakin L. —- Acute œdema.— Indian. M. Gaz. Calcutta, 1880, xv, 117-119.

Delacour. — Observation d'œdème hystérique. Bull. soc. scient. de l'Ouest, iii s., 1895.

Dinckelaker. — Ueber acute œdem. Inaug. Dissertation. Kiel, 1882.

Dourdouffi G.-N. — Influence du système nerveux sur la production de l'œdème ; étude critique et expérimentale. Arch. slaves de biol., Paris, 1887, 346 347.

Duplay et Reclus. — Traité de chirurgie.

Edgeworth Th. — Hysterical paroxysmal œdema. Bristol med. chir. Journal, 1898, xvi, 206-211.

Elliot T. — Acute circumscribed œdema. Journal cutaneous and genito-urin. dis. New-York, 1880, vi, 19.

Falcone. — Gazzetta degli ospitali. Feb. 24, 1886.

Fournier. — « Urticaire en général et ses variétés. » Gazette des hôpitaux, 1888.

Galliard L. — Société médicale des hôpitaux. Œdème idiopathique aigu des paupières. 30 nov. 1900.

Galliard L. — Revue de Hayem, tome xxxiii, page 173, 1889.

Gallois. — Œdème idiopathique aigu des paupières. Bulletin médical, 26 janvier 1901.

Gevaert (de Bruxelles).—1894, Œdème angioneurotique chez un enfant de trois ans, juillet 1894. Revue des maladies de l'enfance.

Graham J. E. — Acute circumscribed cutaneous œdema. Canadian Practitioner. Toronto, 1885, x, 83-85.

Hadden. — Cases of œdema of obscure origin. Lancet. London, 1886, t. i, 1212-1214.

Hervouet. — Un cas d'œdème unilatéral. Journal de méd. de l'Ouest. Nantes, 1885, xix, 272-278.

Hess. — A rare cause of œdema. Brit. Med. Journal London, 1879, t. ii, 126.

Jamieson. — Edimburg medical Journal. June 1833.

Kussner. — Des hydropisies de causes obscures, 27 avril 1889.

Le Calvé. — Œdèmes. Pathogénie. Maladie de Quincke, Th. de Paris, 1900-1901.

Leclerc R. — De l'œdème périphérique. Bull et mém. Soc. Méd. des hôpitaux de Paris, 1898, 3 s. xv, 689-699.

Lermoyez. — Diagnostic et traitement des sinusites aiguës de la face à l'usage des non-laryngologistes. Presse médicale. 16 février 1898, page 85.

Lodor C-H. — Angioneurotic œdema. Medicine. Detroit, 1898, ii, 900-906.

Matas R. — Acute circumscribed œdema. N. Orl. M. and S. Journal, 1887-88, ns. xv, 257-264.

Mathieu et Weil. — Etude sur certains œdèmes névropathiques. Arch. gén. de méd. de Paris, 1885, i, 656, ii, 171.

Milton. — Urticaire géante, 1876.

Milroy. — An undescribed variety of hereditary œdema (The New-York medical journal, 5 novembre 1892).

Negel. — Œdème d'origine arthritique. Progrès médical, 1884.

Osler W. — Hereditary angioneurotic œdema. Am. J. M. Sc. Phila, 1888, ns. xcv, 362-367.

Potain. — Œdèmes nerveux et arthritiques. Bulletin médical, 10 janvier 1897.

Quincke. — Monatschif für. Practische Dermatologie, n° 5, 1885.

Quinquaud. — Sur l'œdème aigu angioleucitique. Compte rendu Acad. des Sc. Paris, 1874, xxviii, 654.

Rapin. — Revue médicale Suisse romande, 1886.

Riehl. — Wien. med. Press. 1888.

Robinson. T. — Fugitive œdema ; or urticaria gigans. Med. Press and. circ. London, 1898, ns. 54.

Allen Starr. — Localised, transient œdema (The New-York medical journal. 17 septembre 1892, p. 309).

Soyez G. — Œdème hystérique. Th., de Paris, 95-96.

De Spéville. — Œdème inflammatoire aigu essentiel de la paupière supérieure chez l'enfant. Journal de médecine de Paris, 11 août 1901.

Stone B. — Acute angioneurotic œdema. Occidental M. Times. Sacramento, 1898, xii, 420-423.

Strubings. — Œdème aigu angioneurotique, 1886.

Teissier et Lecreux. — Sur les œdèmes vaso-moteurs. Diagnostic. Pathol. traitement. Province médicale de Lyon, 1887, ii, 84-132.

Testelin Ch. — Œdèmes dans la diathèse arthritique. Th., Paris, 1883-84.

Trinité (P). — Sinusites aiguës de la face. Th., Paris, 97-98.

Trintignan P. — De l'œdème hystérique. Th., Paris, 1890.

Trousseau. — Œdème arthritique des paupières. Presse médicale, 6 mars 1901.

Warde E. — Œdème hystérique. Th., Paris, 1896-97.

Weill Julien. — Contribution à l'étude clinique des œdèmes périphériques d'origine nerveuse. Paris, 1885.

IMPRIMERIE F. DEVERDUN, BUZANÇAIS (INDRE).

www.ingramcontent.com/pod-product-compliance
Ingram Content Group UK Ltd.
Pitfield, Milton Keynes, MK11 3LW, UK
UKHW020018080726
13614UKWH00003B/1433